Die Heilkunde ist ihrer Natur nach eine praktische Wissenschaft. Heilen, helfen, ist ihr Zweck, war ihre erste Entstehung, und muſs ewig ihre Richtung bleiben, wenn sie nicht sich selbst verlieren soll. Wissen und handeln, Wissenschaft und Kunst, sind hier unzertrennlich verbunden, und müssen sich immer wechselseitig durchdringen und beleben.

Wird sie blos als Gegenstand des Denkens, d. h. philosophisch, behandelt, so wird sie spekulative Wissenschaft, — ein Theil der Philosophie. Wird sie blos als Gegenstand der Naturforschung behandelt, so wird sie Historie, — ein Theil der Naturwissenschaft. In beiden Fällen aber verliert sie ihre eigenthümliche Tendenz, und hört auf Heilwissenschaft zu seyn.

Allerdings steht der Mensch mit dem ganzen Universum in Verbindung, wird durch dasselbe bestimmt, und ist gleichsam der Brennpunkt, in welchem sich dasselbe am vollkommensten reflektirt, in welchem sich die geistige und die physische Welt berühren. — Der wahre Arzt muſs also die ganze Natur und die Gesetze ihrer Wirksamkeit kennen lernen, insofern sie sich auf den menschlichen Organismus bezieht, und insofern er sich anmaſst, in sie einzugreifen und sie nach seiner Willkühr zu lenken. Er muſs Physik, Chemie, Naturgeschichte, Psychologie studiren, selbst Astronomie, insofern der Einfluſs der Himmelskörper auf den Organismus nicht zu läugnen ist, und Technologie, insofern die Bearbeitung der Naturprodukte subjectiv und objectiv von wichtigem pathologischen und therapeutischen Einfluſs ist; er muſs den menschlichen Organismus selbst, seiner Form und Mischung, seinem äuſsern und innern Leben nach, genau kennen lernen, welches die Anatomie, Zoochemie und Physiologie begreift. — Dies alles ist aber eigentlich nur Vorbereitung und Grundlage zur Heilkunst — Kenntniſs des Objects, worauf, und der Kräfte, wodurch gewirkt werden soll. Es ist ausgemacht, daſs Niemand mehr einer allgemeinern wissenschaftlichen Kultur des Geistes bedarf, als der Arzt, und daſs nur ein so gebildeter Geist sich auf den Standpunkt erheben kann, der eines Priesters des Lebens würdig ist.

Nun folgt das Studium der Abweichungen des Organismus vom naturgemäſsen Zustande (Pathologie); der Gesetze und Regeln, nach welchen diese Abweichungen verbessert werden können (Therapie, allgemeine und besondere); und der Naturagentien, wodurch dieses geschehen kann, in ihrer besondern Beziehung auf die Krankheiten (Materia medica).

Aber dies alles macht noch nicht den Arzt. — Das Wichtigste folgt nun erst —

die *Anwendung;* die Kunst, alle diese Kenntnisse und Regeln auf den bestimmten Fall zu appliciren, aus der ungeheuern Masse das Beste auszuwählen, das Allgemeine zu individualisiren, und das todte Wissen in lebendiges Handeln zu verwandeln. Man kann alles wissen, was zur Medicin gehört, und dennoch ein schlechter Arzt seyn — eine Erfahrung, die sich nur zu oft bestätigt; — durch das Erstere wird man nur ein medicinischer Gelehrter, durch das Letztere erst ein Heilkünstler.

Die grofse Aufgabe ist nun, diesen Uebergang, der immer ein *salto mortale*, sowohl für den jungen Arzt, als für seine Kranken bleibt, mit Sicherheit und Consequenz zu machen.

In ältern Zeiten überliefs man dies ihm selbst. Man begnügte sich damit, ihm die Wissenschaft zu geben — und die Folge davon war leider, dafs die Menschheit die Kosten dieses Experimentircursus tragen mufste.

Die neuern Zeiten haben darin einen grofsen Vorzug erhalten, indem man auf den

Academien selbst *Klinische Anstalten* errichtete, und dadurch der medicinischen Bildung erst die Krone aufsetzte.

Diese hier genauer zu betrachten, und die in ihnen liegenden Verschiedenheiten, so wie ihre zweckmäſsige Verbindung, zu zeigen, ist meine Absicht.

Die Aufgabe ist: der junge Arzt soll die kranke, organische Natur, wie sie ist und wirkt, nicht blos aus Beschreibungen, sondern in der Wirklichkeit, kennen lernen; er soll zweitens selbst handeln, seine Kenntnisse und Kräfte selbst kennen und anwenden lernen; er soll endlich in den ganzen Wirkungskreis und die Verhältnisse seines künftigen Lebens eingeführt werden.

Dies kann auf doppelte Weise geschehen: entweder in Hospitälern, wo alles den Regeln der Kunst gemäſs eingerichtet und durch die Oberdirection geleitet ist (*Hospitalklinik*), oder in der Privatpraxis, wo die Kranken in ihren Häusern, in ihrer gewöhnlichen Lebensweise, beobachtet und behandelt werden (*Poliklinik*).

Jede dieser Anstalten hat ihre Eigenthümlichkeiten, ihre Vorzüge und Mängel, und ihren besondern Karakter als Bildungsanstalt.

Die *Hospitalklinik* hat den grofsen Vorzug, dafs hier alles nach den Regeln und Bedürfnissen der Kunst eingerichtet ist, dafs demnach sowohl die Beobachtung der Krankheiten genauer, als die Behandlung bestimmter und idealisch vollkommner angestellt werden kann, dafs alle Hindernisse und Schwierigkeiten der Privatpraxis wegfallen, und der junge Arzt gleichsam ein Musterschema seines Geschäfts erhält. Selbst neue Versuche können hier mit mehr Genauigkeit und Sicherheit angestellt werden.

Hier müssen jedoch wieder zwei Fälle unterschieden werden, nämlich die Klinik in grofsen und die Klinik in kleinen eigends dazu eingerichteten Hospitälern.

Im ersten Fall sind die Vorzüge: die Menge der Kranken, die gröfsere Uebersicht der kranken Natur in ihrer Totalität, die seltenen, ungewöhnlichen Falle. Aber eben deswegen leicht Ueberhäufung des Lehrlings mit Gegenständen, Verminderung des speciellen Studiums der einzelnen Kranken, leicht Angewöhnung an oberflächliche Beobachtung und Kunstausübung, und, was noch schlimmer ist, Angewöhnung an oberflächliche Behandlung des Menschen selbst, wenn die Behandlung zu sehr in Masse geschieht. Da man hier alles Generalisiren muſs, verlernt man das Individualisiren. Man lernt die Krankheiten curiren, aber nicht die Kranken.

Im zweiten Falle ist allerdings das Ideal einer guten Krankenanstalt darzustellen möglich, da die Menge weder den Lehrer, noch den Lernenden hindert, die genaueste Aufmerksamkeit in der Beobachtung und musterhafteste Regelmäſsigkeit in der Behandlung zu erreichen. Aber hier fehlt wieder die Menge der Kranken, um lehrreiche Vergleichungen anzustellen, das eigne Handeln des jungen Arztes kann weniger in Thätigkeit gesetzt werden, und der Lehrling lernt das praktische Geschäft kennen, wie es seyn sollte, nicht wie es wirklich ist.

Die *Poliklinik* unterscheidet sich in allen diesen Beziehungen wesentlich von der vorigen, und da ihre Eigenthümlichkeiten weniger gekannt und gewürdigt zu seyn scheinen, und da sie derjenige Theil der praktischen Bildung ist, dem ich mich vorzüglich gewidmet habe, so werde ich hierbei ausführlicher seyn.

Es ist unleugbar, daſs sie in Absicht der kunstmäſsigen Ausführung des ganzen Kurplans, in der pünktlichen Administration aller Heilmittel, in der zweckmäſsigen Einrichtung der diätetischen Behandlung, die oft wichtiger ist als die Arzneimittel, in der genauen Beobachtung, den Hospitälern nachstehen; aber dagegen haben sie auch gewisse Vorzüge, die sie höchst wichtig machen, sobald die Rede von *Bildung des jungen Arztes zum künftigen Heilgeschäft* ist.

Das wesentliche Stück aller Klinik ist unstreitig *Selbsthandeln unter gehöriger Anleitung*, und dieſs ist der erste Vortheil, der in der Poliklinik am vollkommensten erreicht werden kann. Hier wird der junge Arzt selbstthätig, im ganzen Sinne des Worts, da er hingegen bei den gewöhnlichen Besuchen der Hospitäler, sich mehr leidend, als bloſser Zuschauer verhält, und dadurch elten das Interesse, die Aufmerksamkeit, die mitwirkende Geisteskraft rege gemacht wird, als bei der thätigen Klinik. Zwischen handeln sehen und Selbsthandeln ist och ein himmelweiter Unterschied. Man kann zehn Jahre lang auf den besten Schuen fechten gesehen haben und man ist dennoch kein Fechter.

Zum Anfange des praktischen Studiums ist es nicht heilsam, zu viele Kranke und Kurarten auf einmal zu sehen, sondern vielmehr wenig, aber das, was man sieht, recht zu sehen, den gesehenen Fall auf das genaueste zu studiren, Ursache und Wirkung und ihre Verbindung genau auszuforschen, die Indication zur Heilung aufzusuchen, die Gründe pro und contra bei dem Heilungsplan und die Wahl der Mittel wohl abzuwägen, und nun dieses Studium durch den ganzen Krankheitslauf mit Theilnehmung und ungestörter Aufmerksamkeit fortzusetzen. In grofsen Hospitälern ist dies aber, ihrer Natur nach, nicht möglich. Der junge Arzt sieht eine Menge Kranke und Verordnungen, aber gerade das, was das Wichtigste für ihn ist, das Urtheil, das Raisonnement über den Fall, die Gedankenreihe, die die Erscheinung und Verordnung im Kopfe des dirigirenden Arztes verbindet, verliert er. Die natürliche Folge muſs seyn, daſs sein Geist mit einem Chaos sinnlicher Eindrücke und Recepte angefüllt wird, aber ohne Ordnung, ohne zweckmäſsige Verbindung, daſs er sich nicht an das Nachdenken, an das tiefe Studium des vorliegenden Falles gewöhnt, was allein den wahren Praktiker macht, daſs seine Urtheilskraft nicht geübt wird, und daſs er sich gar zu leicht auf immer eine oberflächliche und wirklich empirische Behandlung seiner Kranken angewöhnt,

Ein äuſserst wichtiger Vorzug poliklinischer Anstalten ist aber der, daſs hier der Studirende ein weit gröſseres Interesse an seinen Kranken bekommt, und daſs sowohl sein Gewissen, als seine Ambition in Mitwirkung gesetzt werden, für die Rettung des Kranken zu sorgen. Hier ist er sein spezieller Arzt, der Kranke ist seiner Sorgfalt, seinen Kräften, seinem Gewissen allein anvertraut, er haftet für sein Leben und seine Gesundheit. Es entsteht das Band von gegenseitigem Zutrauen und Anhänglichkeit zwischen beiden, was jede Kur so sehr befördert. Der junge Arzt lernt den Kranken bei Zeiten nicht bloſs als ein Object der Kunst, sondern als einen hülfsbedürftigen Freund, der ihm das beste, was er hat, sein Leben anvertraut, betrachten und freundschaftlich, sanft, wohlwollend, behandeln, er gewöhnt sich nicht zu der verderblichen Vorstellungsart, den Menschen als Mittel (sey es auch zur Bestätigung irgend einer neuen Methode oder Kunstansicht) zu betrachten, sondern immer, auch den Aermsten, als Zweck für sich allein. Sein Leben wird ihm, wenn auch nicht durch den Kranken selbst, doch oft durch die Theilnahme seiner Verwandten wichtig, und fordert ihn auf, alle seine Kräfte anzuspannen. — Und hiermit hängt ein anderer Nutzen poliklinischer Anstalten zusammen: sie haben nicht allein auf die wissenschaftliche, sondern auch auf die moralische Bildung des Arztes den wohlthätigsten Einfluſs, indem sie ihm häufig Gelegenheit verschaffen, das menschliche Elend in der Nähe kennen zu lernen, sein Gefühl zu verfeinern, und nicht bloſs durch Receptverschreiben, sondern auch durch Theilnehmen, öfteres Besuchen, sanfte Behandlung und Unterstützung, der Retter und Tröster dieser Verlassenen zu werden.

Ferner: In dem Hospital lernt der junge Arzt die Dinge so kennen, wie sie seyn sollten, in den klinischen Anstalten so, wie sie wirklich in der Welt sind, und wie er sie künftig finden wird. Anstatt daſs dort auf den Wink des Arztes alles mit der gröſsten Pünktlichkeit vollzogen wird, so setzen hier der Eigensinn, die Vorurtheile des Kranken, und der Anwesenden, der Mangel und das Elend und eine unzählige Menge Nebenumstände, Hindernisse in den Weg, und dieſs hat den groſsen Nutzen, daſs der junge Arzt lernt, sich in die Menschen zu finden, sich an ihre Eigenheiten und Launen zu gewöhnen, Vorurtheile und Widerspenstigkeit auf eine gute Art zu überwinden, die Geduld nicht gleich zu verlieren, sich durch Schwierigkeiten nicht gleich abschrecken zu lassen und selbst bei unübersteiglichen Hindernissen neue Formen und Wege der Hülfe aufzufinden. Und wahrhaftig, dieſs sind Eigenschaften, die sich ein Arzt nicht bald genug zu eigen machen kann, und die gar oft mehr zum Glück seiner Kuren und zu seiner Empfehlung beitragen, als alle Gelehrsamkeit und Kunst. Nur gar zu oft hat die Hospitalbildung die nachtheilige Folge für den jungen Arzt, entweder daſs er Zeitlebens etwas despotisches behält, oder daſs er bald muthlos wird, weil er alles ganz anders findet, als er es im Hospital gewohnt war. Es erhellet hieraus, daſs eben das, was man bisher als Mängel der poliklinischen Anstalten betrachtete, und was auch wirklich, in anderer Absicht, Mängel sind, ihnen, sobald wir auf die Erziehung und Bildung des künftigen Praktikers sehen, einen groſsen Vorzug giebt.

Ein anderer Vorzug poliklinischer Anstalten ist der, daſs der junge Arzt nicht blos Krankheiten, sondern auch Kränklichkeiten kennen lernt, die oft weit mehr Kenntnisse verlangen, als jene, und zu deren Bekämpfung er in der Folge so oft aufgerufen wird. Wer z. B. lernt in Hospitälern die mannigfaltigen Kränklichkeiten bei der Zahnarbeit, die Kränklichkeiten bei der Mannbarkeit, die tausendfachen Gestalten des hypochondrischen und hysterischen Uebels, der langwierigen Nervenschwäche, die Schwächlichkeiten des Alters, die grofse Klasse der werdenden Krankheiten und den so wichtigen Theil der Heilkunst, die Präservativkur, kennen und behandeln? Und doch sind diefs die Gegenstände, die die Hälfte seiner künftigen Praxis ausmachen, und durch deren gehörige Behandlung er sich vorzüglich wohlthätig machen kann.

Nicht weniger wichtig ist es, dafs der junge Arzt hier einen weit vollständigern Ueberblick des ganzen Krankheitszustandes erhalt, als in Hospitälern. Denn da sieht er den Kranken nur, so lange die eigentliche Krankheit dauert, die ab r oft nur eine Aeufserung, ein Fragment, des wahren Krankheitszustandes ist. Ist diese gehoben, so wird er als geheilt entlassen, aber man erfährt nichts von den nachfolgenden, meist chronischen, Uebeln, die oft erst den wahren Aufschlufs über die Krankheit geben, und uns zeigen, dafs das, was wir Kur der Krankheit nannten, oft nur ein Metaschematismus war, oder dafs unsere Methode wohl gar, indem sie die Krankheitsäufserung unterdrückte, das Hauptübel vermehrte, oder den Krankheitsheitsstoff tiefer imprimirte. So kommen falsche Resultate in den Kopf des jungen Arztes, und so sind schon viele in die Welt gekommen, die gewiſs ganz anders ausgefallen wären, wenn man den Kranken einige Wochen nachher wieder gesehen hätte. So heilte man die gastrischen Fieber durch China und Wein, und das Faktum war richtig, aber man erfuhr nichts davon, daſs hintendrein hypochondrische Beschwerden, Hektik oder Verstopfung der Abdominaleingeweide, entstanden. So kann man die Gicht durch kalte Umschläge heilen, aber der als geheilt entlassene Kranke bekommt in der Folge Taubheit, Blindheit, chronischen Magenkrampf u. s. w. So kann man die Hämorrhoidalbeschwerden durch kalte Klystiere und Umschläge für den Augenblick wegzaubern, aber man erfährt nichts davon, daſs der Kranke nachher in ein unheilbares Asthma oder Lungensucht verfallen ist. So die Flechten, Krätze u. dergl. durch äuſserliche Schwefel- und Bleimittel, und nach einem halben Jahre ist der so glücklich Geheilte — schwindsüchtig. Zur vollständigen Beobachtung und gründlichen Bildung aber scheint es mir eine Hauptbedingung zu seyn, daſs man die ganze Succession aller Erscheinungen und Metamorphosen eines krankhaften Zustandes übersicht, und in allen ihren Perioden bis zur Zerstörung oder völligen Herstellung, ja bis zur Fortpflanzung auf die folgende Generation, begleitet, welches nur in der Poliklinik möglich wird, wo man Gelegenheit hat, den nämlichen Kranken, die nämliche Familie, Jahre lang zu beobachten.

Ich darf nicht vergessen, dafs man in diesen Anstalten weit besser daran gewöhnt wird, auf den Einflufs der den Kranken umgebenden Dinge und diätetischer Potenzen zur Erregung und Unterhaltung der Krankheiten zu sehen, da in Hospitälern, bei guter Einrichtung diese Potenzen gar nicht existiren, und folglich die Rücksicht darauf, gar nicht so mit der Bildung des jungen Arztes verwebt wird. Lange hatte ich an einem härtnäckigen Asthma die ganze Kunst vergebens erschöpft, endlich entdeckte ich, dafs der Kranke an einer feuchten Wand schlief; das Bett wurde abgerückt, und die Kur war gemacht. Ein anderer litt lange an den harnäckigsten Magenschmerzen, bis ich bemerkte, dafs er beim Arbeiten immer die

Magengegend gegen den Tisch drückte; ich liefs ihn stehend schreiben, und das Uebel war gehoben. Und so können tausenderlei im gewöhnlichen Leben vorkommende Dinge fortdauernde Krankheitsursachen werden, auf die der Arzt beständig sehen mufs. Aber dazu mufs man die Kranken in ihren Häusern und Geschäften sehen, nicht in Hospitälern, wo diese Umstände gar nicht existiren.

Ein auszeichnender Vorzug ist noch der, dafs der junge Arzt hier Gelegenheit hat, sich mit einem der wichtigsten Theile seiner künftigen Kunstausübung, der *Kinderpraxis*, zu beschäftigen, und sich die nöthige Uebung darin zu verschaffen. Man weifs, wie ganz eigen gestaltet, in Absicht der Diagnostik und Therapeutik, diese Praxis, und wie unentbehrlich sie ist. Sie erfordert durchaus ein eignes Studium, eine eigene Ausbildung des Beobachtungssinnes und der Kunstanwendung, und man kann ein sehr guter Praktiker für Erwachsene und doch ein schlechter Kinderarzt seyn.

Zum Schlufs erlaube man mir noch eine, und gewifs nicht die unwichtigste Bemerkung.

Wenn eine solche Anstalt den Zweck der medicinischen Bildung ganz erreichen soll, so muſs sie gleichsam als *Erziehungsinstitut* für junge Aerzte betrachtet und behandelt werden, d. h. es muſs jeder insbesondere nach seiner Individualität beurtheilt, gebildet und angeführt werden. Dies ist aber nur in klinischen Anstalten möglich. Da hat der Lehrer Gelegenheit, die Fähigkeiten, Kenntnisse und Charakter eines jeden insbesondere kennen zu lernen; er ist im Stande, ihn auf die Lücken aufmerksam zu machen, die er etwa hat, ihn, wenn er zu furchtsam ist, aufzumuntern, und ist er zu kühn, behutsam zu machen, herrschende Vorurtheile oder Irrthümer zu benehmen, mit einem Wort, jeden, auf den ihm passenden Weg, zum gemeinschaftlichen Zweck zu führen. Dies macht zwar das Geschäft mühsam, aber die Ueberzeugung, daſs es der einzig wahre Weg ist, brauchbare Männer zu bilden, lohnt reichlich dafür. Hierbei kann ich jedoch nicht unterlassen zu bemerken, daſs selbst in der klinischen Anstalt dieser Vortheil verloren geht, wenn zuviel Mitglieder daran Theil nehmen, und ich habe deshalb die Einrichtung gemacht, daſs nie mehr als zwölf prakticirende Mitglieder seyn dürfen.

Das Resultat der bisherigen Untersuchung in Beziehung auf medicinische Bildungsanstalten ist nun folgendes:

Eine vollkommene medicinische Bildungsanstalt muſs alle drei Institute vereinigen. — Das kleinere, in der gröſsten Vollkommenheit eingerichtete Hospital, zum wissenschaftlichen Studium der Krankheiten und der Kunst, und zur Darstellung des praktischen Handelns in seiner absoluten Regelmäſsigkeit. — Das groſse Hospital zur Gewährung der gröſsern Uebersicht der Krankheitsklassen, zur lehrreichen, gleichzeitigen Vergleichung mehrerer Krankheitsformen und ihrer Modificationen in den verschiedenen Individuen und zur Kenntniſs der ungewöhnlichern Fälle. — Und endlich die Poliklinik zur Darstellung des praktischen Geschäfts, wie es in der Wirklichkeit ist, zur Uebung in allen Pflichten desselben, zum Selbsthandeln, im wahren Sinne des künftigen Praktikers, mit allen Freuden und Leiden des praktischen Lebens, und zum Studium der Individualitäten, Kränklichkeiten, Krankheitsursachen, Kinderkrankheiten.

Die neue Universität zu Berlin begreift alle drei Institute, und bietet dadurch dem jungen Arzt die vollkommenste Vereinigung aller Hülfsmittel zur Ausbildung dar.

Dank dem edlen Könige, dessen Gnade und hoher Sinn uns diese Vollkommenheit schenkte; und Ehre Ihm, der in der Zeit irdischer Bedrängniſs dem Reiche des Geistes seine Blicke zuwendete, und, indem er ihm einen neuen Quell geistigen Lebens erschuf, der Menschheit höchstes Gut förderte, und dadurch seinem Namen ein Denkmal setzte, eben so unvergänglich wie jenes!

Mit Freuden übernehme ich von neuem ein Geschäft, was mich schon vor 18 Jahren in Jena so mächtig anzog, und was seitdem, bei allem Wechsel meines Lebens, immer herrschende Neigung blieb, indem ich es für den Schluſsstein der ganzen ärztlichen Bildung, und zugleich für den einzigen Punkt des akademischen Studiums halte, wo eine wahre Socratische Geistesannäherung und Geistesverschmelzung zwischen Lehrer und

Schüler möglich ist. Nur der Geist macht lebendig — der Buchstabe tödtet. — Nur was aus dem Leben kommt, geht ins Leben ein. — Dieses innere Leben des Geistes zu erwecken, es über den Buchstaben, über die Fesseln der Formeln und Systeme, zu erheben, die ganze Natur in diesem höhern Sinne zu fassen — das ist das grofse Ziel, was allein durch ein solches lebendiges Zusammenseyn und Zusammenhandeln erreicht werden kann, was aber auch immer der Karakter und das beseelende Princip einer solchen Anstalt bleiben mufs, wenn sie ihres höhern Zwecks würdig, und nicht wieder blos zum Träger eines neuen Schulsystems oder einer neuen Sekte erniedrigt werden soll. — Von diesem Gefühl durchdrungen, werde ich diesem Geschäft alle meine Kräfte und die Erfahrungen meines Lebens widmen, und es für den schönsten Gebrauch des Rests meiner Tage halten, das, was ich weifs und was ich bin, auf andere zu übertragen, und in ihnen auch künftig fortzuleben.

Einrichtung
und
Gesetze.

Die ganze Anzahl der das Institut besuchenden jungen Aerzte ist in zwei Klassen getheilt, *auscultirende* und *practicirende Mitglieder*.

Die *erste Klasse* nimmt an den practischen Geschäften selbst noch keinen thätigen Antheil, sondern benutzt sie blos als Zuschauer und Zuhörer, und auf diese Weise halte ichs für sehr gut, eine Krankenanstalt recht bald zu besuchen, nicht um Recepte verschreiben zu lernen, ehe man die hinlänglichen Vorkenntnisse hat, (welches nur Empiriker bildet) sondern um die Krankheiten in der Natur selbst, nicht bloſs aus Beschreibungen kennen zu lernen, die Semiotik praktisch zu studiren, z. E. das Pulsfühlen, die verschiedenen Arten des Pulses, der Respiration, des Hustens, des Urins, der Ausschläge, Geschwülste und unendlich viel andere Dinge, die kein Mensch aus einem Buche oder in einem Collegium, sondern nur in der Natur unter Anleitung eines Lehrers erlernen wird; ferner sich in Zeiten an die Kunst, Kranke zu untersuchen, und mit ihnen umzugehen, zu gewöhnen, sich den practischen Tact, der in einer eignen Kultur der Sinnlichkeit und aller Geistesvermögen für die kranke Natur (so wie ihn der Künstler für die schöne Natur sich verschaffen muſs,) besteht, zu erwerben; die verschiedenen Theile der Medicin, Physiologie, Pathologie, Semiotik, Arzneimittellehre, die in den Verhandlungen beständig vorkommen, zu repetiren, und, was das wichtigste ist, diese noch im Kopfe zerstreuten Kenntnisse in practische Verbindung zu setzen, d. h. sie auf den Zweck der Heilung zu beziehen, und sich dazu geläufig zu machen; und endlich die Arzneimittel, sowohl einfache als zusammengesetzte, sich durch Autopsie wohl bekannt zu machen, wozu die mit dem Institut verbundene Apotheke dient.

Die *Klasse der practicirenden Mitglieder* hingegen ist in beständiger Selbstthätigkeit, übernimmt alle Geschäfte und Pflichten eines praktischen Arztes, und jedes dieser Mitglieder ist als ein wesentlicher und constituirender Theil der ganzen Krankenanstalt zu betrachten. Alle halbe Jahre werden aus dieser Klasse 4 Secretarien ernannt, welche die Obliegenheit haben, alle vorkommenden Krankengeschichten in die 4 Haptjournale einzutragen, wovon jedes den vierten Theil des Alphabets enthält.

Die Einrichtung selbst ist folgende:

Alle Tage (Sonntag ausgenommen) versammlen wir uns von 11 bis 1 Uhr. In diesen täglichen Versammlungen werden neue Kranke untersucht und aufgenommen, von den Mitgliedern die Relationen über die ihnen anvertrauten Kranken abgestattet, die neuen Verordnungen bestimmt, die Arzneien verschrieben, auch, so viel es die Zeit erlaubt, bereitet, schriftliche Consultationen mitgetheilt, und die practischen Theile der Kunst sowohl durch Lehrvorträge als auch durch examinatorische Methode erörtert und auseinander gesetzt. Es ist in meinen Augen ein Hauptvorzug solcher klinischen Anstalten, daſs der Lehrer dabei Gelegenheit bekommt, sich über eine Menge Punkte herauszulassen, und unzählige practische Winke und Notizen beizubringen, die in den gewöhnlichen Vorlesungen übersehen oder nicht füglich angebracht werden.

Bei jedem neuen Kranken ist das *Examen* die Hauptsache, wobei ich mich gern etwas lange verweile, und so viel möglich alles dem jungen Arzte überlasse (höchstens die Richtung seiner Aufmerksamkeit auf diesen oder jenen Punkt ausgenommen) weil ich weiſs, daſs nichts wichtiger, aber auch nichts schwerer ist, als in diesem Theil der practischen Kunst eine Fertigkeit zu erhalten. Man lernt dadurch, sich mit seinem Kranken in Rapport setzen, seine Semiotik ordnen und sich geläufig machen, und auf *alle* Umstände denken, welches zu Verhütung der Einseitigkeit im Urtheil die Hauptsache ist. Wer das Fragen in der Medicin versteht, der kommt zum Zweck. — Der Secretär, dem der Kranke zukommt, protocollirt während dessen die Hauptpunkte der Erzählung.

Nun folgt die *Consultation* über den vorliegenden Fall, wobei zuerst der, welcher den Kranken examinirt hat, seine Meinung sagt, sodann aber auch jeder andre das Recht hat darüber zu urtheilen oder anderer Meinung zu seyn. Wir beobachten dabei folgende Ordnung. — Zuerst wird der Name der Krankheit nach der gewöhnlichen Nosologie, oder auch, wo es nöthig ist, nach den Synonymen bestimmt. Ich weiſs zwar sehr wohl, daſs der *Name* der Krankheit nichts zur Kur macht, und warne bestens gegen diesen Irrthum der Empiriker; aber ich weiſs auch, daſs es zur vollständigen Kenntniſs jeder Sache, und also auch jeder Krankheit, unentbehrlich ist, ihre gebräuchlichsten Namen zu wissen, theils um sich andern darüber verständlich zu machen, theils um sich bei andern Aerzten oder Autoren darüber unterrichten zu können. Es scheint mir jetzt häufig der Fall zu seyn, daſs, indem man den ehemaligen Fehler, auf die Namen zu viel Werth zu setzen, flieht, man in den entgegengesetzten Fehler verfällt, sie zu sehr zu vernachlässigen, und die jungen Leute lernen eine Menge Krankheiten kennen — aber ohne Namen, oder mit neuen ungewöhnlichen Namen, die ihnen eben so wenig helfen.

Hierauf wird aus den entfernten Ursachen, den Phänomenen, der allgemeinen und speciellen Constitution, der Wirkung der diatetischen oder schon angewendeten medicinischen Potenzen u. s. w. die *nächste Ursache*, oder, welches nach meinen Begriffen dasselbe ist, der *wesentliche Charakter* der Krankheit bestimmt, der allein den praktischen Gesichtspunkt für die ganze Behandlung angeben kann. Dadurch lernt man die grofse Kunst am besten, die Krankheiten zu simplificiren, und die mannichfaltigsten Phänomene und Verwickelungen auf *eine* Idee, z. E. Schwäche, oder entzündlichen Zustand, oder Verdauungsfehler u. dgl. zu reduciren, welches nothwendig auch zu einer einfachen und rationellen Behandlung führt. — Nun aber ist das *zweite*, die besondern Eigenthümlichkeiten dieses speciellen Falls, dieses Subjects und seines Individuellen aufs genaueste aufzusuchen und zu bestimmen. Und so wird die höchste Aufgabe der Kunst erfüllt: *die Krankheit möglichst zu generalisiren, aber den Kranken aufs genaueste und schärfste zu individualisiren.* Dies ist das Talent, was den guten Praktiker macht. Nie wird man eine Krankheit richtig beurtheilen, wenn man sie nicht unter allgemeine Klassen, d. h. auf die allgemeinen Fehler des Organismus zurück zu bringen weiſs; aber vergebens, wenn der Arzt nun nicht die Kunst versteht, diese allgemeinen Indicationen dem Individuellen des Kranken so genau wie möglich anzupassen und darnach zu modificiren; er wird bei einer völlig richtigen Kenntniſs der *Krankheit* dennoch *den Kranken* ungeschickt behandeln. Es ist dies das eigentlich artistische Talent des Arztes. Aber dies Talent kann nicht in Hörsälen gelernt, sondern es muſs, so wie jede Kunstfertigkeit, in der Natur, im Studium und Umgang der Kranken, durch die genaueste Aufmerksamkeit auf Idiosyncrasie, Gewohnheiten, Eigenheiten des physischen und moralischen Charakters, Constitution, äuſsere Umstände u. s. w. erworben werden, und dazu muſs man, nach meiner Meinung, Krankenanstalten vorzüglich nutzen. — Nach dieser

Bestimmung hebt sich auch der Widerspruch, den man häufig bei den Autoren findet, wo uns der eine empfiehlt, alles zu generalisiren, der andere, alles zu specialisiren; es wird ferner begreiflich, wie es in der praktischen Ausübung oft der gröſste Fehler werden kann, gar zu einfach seyn zu wollen. Die *Idee* von der Krankheit und Methode muſs zwar so einfach wie möglich seyn, aber in der Form und Application auf den bestimmten Fall können eine Menge Rücksichten eintreten, die oft mannichfaltige Zusätze, Corrigentien u. s. w. erfordern, nicht um das Wesen der Kur zu bewirken, sondern um das Mittel dem Subject zu accommodiren und ihm bessern Eingang zu verschaffen.

Ist dies berichtigt, so folgt die Bestimmung der *Indicationen zur Kur*, welche dann sehr leicht wird, wenn die nächsten und entfernten Ursachen vorher gut ausgemittelt worden sind. Nie aber darf ein Mittel oder eine Methode genannt werden, ohne vorher die Indicationen, d. h. den Zweck und Grund des Handelns, festgesetzt zu haben. Dies verhütet am besten, daſs man sich in der Medizin nie gewöhnt, etwas ohne Grund, ohne

Idee zu thun, — die gröfste Schutzwehr gegen den *Empirismus.*

Und nun erst folgt die *Angabe* und *Nennung der Mittel* in specie, wodurch die Indication erfüllt werden kann. Dies giebt die beste Gelegenheit, die Arzneimittellehre in den verwandten Klassen, so wie bei der Krankheitsbestimmung die Pathologie, durchzugehen und zu examiniren. — Hierbei aber kommt es mir weit weniger darauf an, immer neue Mittel zu versuchen, (welches dem jungen Arzt nur einen verdorbenen Geschamck, und eine Art von Modesucht giebt, die dem Gründlichen im Wege steht), als vielmehr die ältern und bewährten Mittel gehörig brauchen zu lernen, die sich bei allem Modewechsel in der Medizin erhalten haben und erhalten werden. Verdient ja einmal ein neuempfohlnes Mittel angewendet zu werden, so wird dabei die Art gezeigt, wie man Versuche damit mit Sicherheit und derjenigen Gewissenhaftigkeit, die der Arzt auch bei dem *corpore vilissimo* nie aus den Augen verlieren mufs, machen kann. Ueberhaupt aber ist es mein Grundsatz gar nicht, bei solchen Anstalten die Arzneimittellehre gar zu sehr einzuschränken, weil es hier nicht allein darauf ankommt den Kranken zu heilen, sondern auch dem jungen Arzt alle brauchbare Mittel kennen zu lernen, und die Erfahrung uns so oft lehrt, daſs Mittel, die nach den Bestandtheilen und der Classification völlig gleichbedeutend scheinen, dennoch in der Wirkung auf den Körper gewisse specifische Eigenheiten und Modificationen haben, die in der Praxis sehr wichtig sind, auch bei langwierigen, besonders Nervenkrankheiten, ein solcher Wechsel mit ähnlichwirkenden Mitteln sehr nützlich ist, um gleichsam denselben Eindruck durch die etwas veränderte Form immer wieder neu zu machen, wenn sich die Organe an die vorige Form gewöhnt haben. — Dabei aber wird sehr darauf gesehen, daſs man sich nicht gewöhne, sein einziges Zutrauen auf die Apothekermittel zu setzen, sondern die diätetischen Mittel, d. h. alle gewöhnlich auf den Menschen wirkenden natürlichen Potenzen zum Zweck der Kunst anzuwenden und zu benutzen, ein Theil der Kur, der nur gar zu sehr von manchen Aerzten vernachlässigt wird. — In der Auswahl der Mittel selbst müssen wir es uns im Ganzen zum Gesetz machen, wohlfeil zu seyn, und ich glaube, es ist ein grofser Vortheil, wenn der junge Arzt dies bald lernt, denn gewifs thut dies der allgemeinern Verbreitung der medicinischen Hülfe den gröfsten Schaden, dafs so viele Aerzte in Absicht des Preises der Mittel keine Auswahl zu treffen wissen, und daher ihre Hülfe dem Unbemittelten zu schwer fällt. Auch wird dabei der junge Arzt mehr auf den Werth der einheimischen Mittel aufmerksam gemacht. In dieser Absicht wird die von mir herausgegebene *Armenpharmakopöe* zum Grunde gelegt. — Doch werden die theuern Mittel nicht ganz ausgeschlossen, denn der angehende Arzt mufs auch sie kennen und brauchen lernen, und wo es zur Rettung des Kranken durchaus nöthig ist, dann gilt keine Rücksicht der Art.

Das letzte ist, das nun überdachte und in *seinen Bestandtheilen gewählte Mittel zu verschreiben*, oder es *in die passende Form zu bringen;* eine von vielen jetzt vernachläfsigte, aber in meinen Augen sehr wichtige Kunst. Es kommt hierbei darauf an, auf die chemischen Verhältnisse der Ingredienzien zu einander, auf die Regeln des

Formulars, zur Erhaltung der oder jener Form, und auf die schicklichen Dosen Rücksicht zu nehmen, und alle dazu gehörige Kenntnisse zu repetiren. Das Recept ist gleichsam das letzte Resultat, in welchem sich die ganze Untersuchung, Beurtheilung und Kunst des Arztes concentrirt darstellt. Ueberdies ist es das einzige schriftliche Document von dem Heilverfahren des Arztes, woraus nicht nur der Sachverständige die Kunst und Geschicklichkeit desselben beurtheilen, sondern was auch, als Actenstück, einen wichtigen forensischen Werth haben kann. Ich suche daher möglichste Achtung für dieses Geschäft zu erregen, und stete Uebung darin zu erhalten. Alle Recepte werden von den jungen Aerzten, so wie sie in der Reihe folgen, verschrieben; hierauf wird jedes Recept laut vorgelesen, und es steht jedem frei, seine Meinung zu sagen, und die etwa vorkommenden Fehler zu rügen.

Nun kommt das Recept (wenn seine Bereitung nicht zu viel Zeit erfordert) in die gleich dabei befindliche *klinische Apotheke*, wo es ebenfalls von den Mitgliedern des Instituts (die nach der Reihe die Beschäftigung in der Apotheke trifft) bereitet wird. Eine neue praktische Uebung des Formulars, sinnliche Wiederholung der *Materia medica*, und sehr nützliche Vorbereitung zum künftigen Selbstdispensiren, welches doch der Arzt auf dem Lande und im Militair gar nicht vermeiden kann.

Jeder Kranke, der nicht selbst in die Anstalt kommen kann, erhält seinen besondern Arzt, welcher ihn täglich, und bei acuten Fällen, zwei, dreimal des Tages besucht, sein Journal darüber hält, täglich von ihm referirt, die Arzneien und andere Hülfe verordnet, und völlig responsabel für ihn ist. Um den Fall nützlicher zu machen, können ihn mehrere Mitglieder bei seinen Besuchen begleiten. Erwirbt sich eins der Mitglieder durch die gute Behandlung seiner Kranken ein solches Zutrauen derselben, daſs er von mehrern persönlich um seine Beihülfe ersucht wird, so darf er diese Kranken auf Kosten der Anstalt übernehmen und behandeln, eine sehr billige Belohnung des Fleiſses, wodurch er sich dieses Zutrauen erwarb, und Aufmunterung für andere!

Die chirurgischen Geschäfte leitet Herr D. *Bernstein* ganz nach denselben Principien, und auch hier ist das Selbsthandeln, die Uebung in kleinen Operationen, im Verbinden u. s. w. die Hauptsache. Doch werden auch gröſsere Operationen, sobald der Kranke nicht zum Hospital geeignet oder geneigt ist, unternommen, wie z. B. die in diesem Sommer glücklich vollbrachte Trepanation beweist.

Die Vereinigung des unter Hrn. D. *Flemmings* Leitung stehenden Augenkranken-Klinikum gewährt den groſsen Vortheil, daſs die Studirenden diese wichtige Klasse der Krankheiten und ihre Behandlung in ihrer gröſsten Mannichfaltigkeit kennen lernen (es waren im letzten halben Jahre 200 in der Kur) ohne daſs dadurch die Hauptgeschäfte des Klinikums gestört werden.

Stirbt ein Kranker, so wird allemal, wenn es nur irgend möglich zu machen ist, die Section verrichtet, und zwar durch das Mitglied, das ihn behandelte, wodurch es zugleich Unterricht in der Anatomie und in der Obduction erhält.

Die merkwürdigen Krankengeschichten werden nach deren Endigung im Zusammenhange aufgesetzt und verlesen, welches zur genauern Analysirung des Falls dient. Da in den Versammlungsstunden selten dazu Zeit ist, so werden dazu eigene Versammlungsstunden bestimmt.

Alle Vierteljahre liefert jeder der Praktikanten die Uebersicht einer Hauptklasse von Krankheiten aus allen Journalen des Instituts mit allem, was darüber merkwürdiges beobachtet worden. Diese Einrichtung ist von groſsem Nutzen für die Repetition, für die Kontrolle der Journale und deren genauen Führung, für die Uebersicht der einzelnen Beobachtungen im Ganzen, und als Sporn zum Nachdenken und wissenschaftlichen Studium des Gegenstandes.

Sollte vielleicht jemand fragen: welche Kurmethode, welches System, welcher Ton in unsrer Krankenanstalt herrschend seyen, so dient ihm zur Antwort: *Nichts von alle dem.* Der wichtigste Grundsatz bei der Bildung des Arztes, ja in der ganzen Behandlung der Medizin, scheint mir der zu seyn, sich *so wenig wie möglich an einen einseitigen Gesichtspunkt, oder an eine vorgeschriebene Glaubensregel, zu gewöhnen.* Niemand bedarf mehr die gröſste *Freiheit des Geistes*, die gröſste Empfänglichkeit für alle Eindrükke, für alle Vorstellungsarten, als eben der Arzt, denn er hat es mit einem so äuſserst complicirten und vielseitigen Gegenstand zu thun, daſs er nur durch die allermannichfaltigsten Ansichten hoffen kann, der Wahrheit auf die Spur zu kommen. Diese Freiheit des Geistes aber geht sogleich verloren, sobald man sich in der Jugend an eine vorgeschriebene Schulform oder eine infallible Autorität bindet. Weder der, der blos chemisch, noch der, der blos mechanisch, noch der, der blos nach dem Gesichtspunkt der Erregbarkeit sieht und urtheilt, sondern nur der, der auf alle diese Kräfte und Wirkungsarten, in sofern sie in der thierischen Oeconomie concurriren, und zum lebendigen Seyn erhoben werden, zugleich sieht, hat den wahren und vollkommnen Ueberblick des Ganzen; alles andere ist einseitige Vorstellungsart. Dazu kommt, was wenigstens eben so schlimm ist, daſs auch die *Selbstthätigkeit* des Geistes bei einer solchen Manier, sich sklavisch an gewisse Sätze und Methoden zu binden, verloren geht. Mir kommt's immer so vor, als wenn es bei dem academischen und besonders dem klinischen Unterricht nicht sowohl darauf ankommt, *was* einer lernt, (denn das findet er auch wohl noch in Büchern) sondern *wie* sein Geist geweckt, geordnet, empfänglich gemacht, und zum Selbstgebrauch nach gewissen Zwecken geübt wird. Nicht der ist rationeller Arzt, der die Hülfe blos weiſs, sondern der sie selbst erfinden kann. Ein solcher wird, auch ohne eine sogenannte Methode, oder mit einer jeden, gut kuriren, da hingegen der am Geist gefangene Nachbeter, er mag nun Stollisch, oder Brownisch oder Hofmannisch u. s. w. geformelt seyn, immer schlecht kuriren wird. Kann man aber wohl hoffen, daſs diese Selbstthätigkeit des Geistes in dem jungen Mann hervorkommen werde, der nichts weiter zu thun hat, als gewisse vorgeschriebene Sätze und Erklärungen nachzubeten, und die eben so vorgeschriebenen Methoden und Mittel anzuwenden? Unmöglich, er muſs die Freiheit und Selbstthätigkeit des Geistes, also gerade das Beste, was der Mensch hat, zugleich verlieren. —

Ich hasse daher von ganzem Herzen alles, was nur einer Secte, einem Geistesdespotismus oder einem infallibeln Kurreglement ähnlich sieht, und dringe auf nichts mehr, als auf Selbstprüfen, Selbstdenken, Selbsthandeln. — Wir haben keinen andern Codex als den der Natur und Erfahrung, keine andern Grundgesetze, als die unwandelbaren Gesetze des Organismus (im gesunden und kranken Zustand) und der ganzen Physik auf ihn angewendet. Dies sind unsre Autoritäten, an die wir appelliren, und dies die Quellen, aus denen jeder, der sie zu nutzen weiſs, sich selbst die besten Aufschlüsse und Regeln der Handlung abstrahiren kann. Dies ist auch das einzige, wofür ich die tiefste Achtung einzuprägen suche, *die Selbstthätigkeit der Naturkraft jedes organischen Körpers zu seiner Erhaltung und Hülfe.* Gegen diese sich versündigen, sie hindern, unterdrücken, ihr entgegen arbeiten, — das halte ich für die einzige unverzeihliche Sünde in der praktischen Medizin.

Alle übrigen Einwirkungen auf dieselbe, wenn sie nur ihren Gesetzen und Absichten nicht gerade zu widersprechen, sind von äusserst mannichfaltigen Folgen und Bedeutungen, so wie sie durch die jedesmalige Tendenz jener Kraft so oder so modificirt werden, und ich denke, wir haben nun lange genug beobachtet, und widersprechende Systeme genug gehabt, um sagen zu können: man kann im lebenden Körper oft auf ganz entgegengesetzten Wegen denselben Zweck erreichen. Wer will nun auftreten, und sagen: dieser Weg, diese Methode, ist die allein wahre? — Im Gegentheil glaube ich, dafs, je mancherlei ein Arzt Wege kennt, ins organische Leben einzuwirken, je mehr er überzeugt ist, dafs es immer die Natur ist, die handelt, und er nur der Anstofs, der sie zur Handlung aufruft oder ihrer Wirkung den bestimmten Grad und Richtung giebt, desto vollkommner ist er. Und diese liberale Denkart in der praktischen Medizin ist es, die in unserm philosophischen Zeitalter endlich allgemeiner werden sollte, und die ich in meinem Zirkel möglichst zu befördern bemühet bin.

Gesetze.

Allgemeine Gesetze.

I.

Das klinische Institut besteht aus dem Director, dem Vorsteher der chirurgischen Geschäfte, zwei Assistenten und den praktizirenden und auskultirenden Mitgliedern.

II.

Der Zweck des Klinicums ist zwiefach: Hülfe für arme Kranke, und Bildung junger Aerzte. Folglich muſs zwar jeder Kranke des Districtes Hülfe finden, aber zugleich muſs eine Auswahl getroffen werden, damit nicht die Menge der Kranken und der Mangel an Zeit zur oberflächlichen Behandlung Anlaſs gebe, und den Zweck der Bildung vereitle. Es werden demnach zwar alle Kranke, die sich melden, in der Versammlungsstunde von den Mitgliedern examinirt und der Kurplan wissenschaftlich entworfen, aber nur so viele zur fernern Behandlung vertheilt, daſs ein jeder 6 Kranken auf einmal erhält, wozu die Instructivsten ausgewählt werden. Die übrigen besorgen die Assistenten und statten dann von Zeit zu Zeit Bericht ab.

III.

Die *Mitglieder* des Klinikums werden in *Practikanten* und in *Auskultanten* eingetheilt. Nur den ersten können Kranke zur Behandlung übertragen werden. Uebrigens geschieht der Beitritt zu diesem Institute immer zu Ostern und Michaelis, jedesmal auf ein halbes Jahr.

IV.

Da auch das unter Aufsicht des Herrn Dr. Flemming stehende Augenkranken-Klinicum damit vereinigt ist, so ist, um den Mitgliedern Gelegenheit zu verschaffen, die mannigfaltigen hierin vorkommenden Augenkrankheiten und ihre Behandlung kennen zu lernen, die Einrichtung getroffen worden, daſs sich dieselben alle Mittwoch und Sonnabend in der Versammlungsstunde einfinden und unter Aufsicht des Vorstehers jener Anstalt von den Mitgliedern des Klinikums gleich den andern Kranken untersucht und besorgt werden.

V.

Jedes Mitglied macht sich zur strengsten Verschwiegenheit, über alles was in dem Klinikum vorgeht verbindlich. Deshalb ist es auch Niemand erlaubt, als Hospitant den gewöhnlichen Zusammenkünften beizuwohnen, es sey denn, daſs er vom Direktor besondere Erlaubniſs dazu erhalten habe.

VI.

Während der Zusammenkünfte, welche täglich von

11 bis 1 Uhr im Universitätsgebäude gehalten werden, darf keiner seinen Platz oder das Zimmer eher, als nach geendigter Stunde, verlassen, aufser wenn es ein besonderes Geschäft erfordert. Auch macht sich ein jeder verbindlich, sich aller nicht zur Sache gehörigen Anmerkungen und Gespräche, insbesondere beim Examiniren der Kranken, uud überhaupt alles dessen zu enthalten, wodurch die nöthige Aufmerksamkeit und Ordnung gestört werden könnte.

VII.

Da eine genaue Bekanntschaft mit den Arzneimitteln und Uebung im Selbstdispensiren derselben ein Haupterfordernifs eines Arztes ist, so ist eine eigene *klinische Apotheke* mit dem Institut verbunden, aus welcher den Kranken einfache Mittel sogleich abgereicht werden. Die Arbeiten in derselben versehn sowohl Praktikanten als Auskultanten. Die besondere Aufsicht darüber führt jedesmal ein Mitglied, welches vorzügliche Kenntnisse in der Pharmazie besitzt.

VIII.

Fünf Mitglieder übernehmen die *Sekretariatsgeschäfte* des Klinikums. Vier derselben besorgen das Eintragen der Krankengeschichten in die Hauptbücher; eins führt die Tabellen über die aufgenommenen Kranken und deren Vertheilung unter die Praktikanten. Jedem Sekretair steht es frei, sein Geschäft mit einem Vicarius zu theilen.

IX.

Zur Erhaltung der nöthigen Ordnung, darf sich keiner, aufser den Sekretairs und ihren Vikarien, dem Eintragen in die Hauptbücher und Tabellen unterziehen, wenn nicht ein besonderer Auftrag von Seiten des Direktors oder der Sekretairs ihn dazu berechtigt.

X

Ein jeder, der an den klinischen Uebungen Theil nehmen will, sey er Praktikant oder Auskultant, trägt einen Friedrichsd'or zur gemeinschaftlichen Armenkasse bei, welche von den beiden Assistenten verwaltet und hierüber Rechnung abgelegt wird. Sie ist zu aufserordentlichen Unterstützungen sehr bedürftiger Kranken bestimmt, welche jedes Mitglied hierzu empfehlen kann.

Gesetze für die praktizirenden Mitglieder.

XI.

Jeder, der als praktizirendes Mitglied dem Institut beitreten will, muls sich zuvor bei dem Director, zu Anfang des halben Jahres gemeldet haben, ehe er in das Verzeichnifs der Praktikanten eingeschrieben werden kann.

XII.

Das wesentliche Geschäft der Praktikanten besteht in der kunstmafsigen und gewissenhaften Behandlung seiner Kranken. Doch nehmen sie auch an den Arbeiten der klinischen Apotheke und an den Sekretariatsgeschaften Theil.

XIII.

Die *Praxis* selbst wird in die *medizinische* und *chi-*

rurgische eingetheilt. Diejenigen, welche sich auch mit der letzten beschaftigen wollen, unterzeichnen ihren Namen noch besonders bei jeder halbjahrigen Eröffnung des Klinikums, ohne dafür anderweite Kosten zu haben. Doch steht es einem jeden frei, ob er sich der chirurgischen Praxis unterziehen will, oder nicht.

XIV.

Die *Vertheilung* der medicinischen Kranken sowohl, als der chirurgischen, geschieht pünktlich nach der Ordnung, in welcher die Praktikanten aufgeschrieben sind, wobei jedoch der Direktor darauf sieht, dafs aus der Menge der Kranken zu spezieller Vertheilung immer die lehrreichsten ausgewählt werden. Es wird daher jedesmal von dem Sekretair der Tabelle bemerkt, wer die letzten Kranken oder Operationen bekam. Fehlt jemand in der Stunde, wo ihn die Reihe der Krankenvertheilung trift, ohne einem andern Auftrag gegeben zu haben, so wird er für diesmal übergangen.

XV.

Da eine zu grofse Menge der praktizirenden Mitglieder die so nöthige Aufmerksamkeit auf jeden einzelnen, so wie eine zu grofse Anzahl der von jedem zu übernehmenden Kranken, ein tieferes und gründliches Studium der einzelnen Fälle unmöglich machen, und dadurch der Hauptzweck des Instituts verhindert werden würde, so wird festgesetzt, dafs die Zahl der praktizirenden Mitglieder nie *über zwölf* steigen, und jeder derselben nie mehr *als sechs Kranke* auf einmal übernehmen darf.

XVI.

Mehrere Kranke, welche zusammen wohnen, werden, zur Vermeidung aller Collisionen, nur *einem* Praktikanten übergeben.

XVII.

Bei chirurgischen Fällen, welche von Wichtigkeit sind, erhalten zwei Mitglieder die Besorgung des Kranken; eins, welches die Reihe trift, und das andere, welches vorzügliche Uebung in dergleichen Fällen besitzt.

XVIII.

Von der herumgehenden Krankenvertheilung sind diejenigen Patienten ausgenommen, welche sich bei einem Praktikanten insbesondere melden, und sich seine Hülfe erbitten. Da dies ein Beweis eines ausgezeichneten Zutrauens ist, so bleiben solche Kranken demjenigen überlassen, welchem sie sich anvertrauen. Doch dürfen solche Specialkranke, um eine gar zu groſse Ungleichheit zu verhüten, nicht über vier steigen. Melden sich mehrere, so werden sie an andere vertheilt.

XIX.

Ein solcher Kranker darf jedoch nicht in die Kur genommen werden, ohne daſs sein Zustand in der Versammlungsstunde referirt, und er in die Tabelle und das Hauptbuch eingetragen worden.

XX.

Die den praktizirenden Mitgliedern übertragenen

Kran-

Kranken werden in ihren Häusern regelmäfsig besucht, und zwar die akuten täglich zwei und mehreremale, die chronischen aber einmal, in wichtigen Fällen in Begleitung des Directors oder eines Assistenten. Ein Jeder sagt seinem Kranken seinen Namen und seine Wohnung, damit er in nöthigen Fällen gefunden werden könne. Wer die Besuche vernachläfsiget, hat es sich selbst zuzuschreiben, wenn die Kranken einem andern aufgetragen, und ihm weiter keine zur Besorgung anvertraut werden.

XXI.

Wer Patienten zu besorgen hat, und krankheitshalber oder einer andern Ursache wegen, die Stunde oder seine Kranken nicht besuchen kann, überträgt selbige nicht selbst einem andern, sondern meldet es dem Director oder einem der Assistenten, welcher die Kranken einstweilen einem andern Praktikanten übergiebt. Wer dies versäumt, zahlt zur Strafe 8 Groschen in die klinische Kasse.

XXII.

Keiner, der nicht zum Institute gehört, darf von einem Mitgliede zu einem Kranken mitgenommen werden; jedem Auskultanten aber steht es frei, einen Praktikanten bei den Krankenbesuchen zu begleiten; doch mufs die Zahl derselben nicht über zwei auf einmal betragen.

XXIII.

Jeder Praktikant notirt seine taglichen Bemerkungen am Krankenbette in seinem Privatjournale, und referirt *blos aus demselben* in den Versammlungsstunden. Die Relationen geschehen in der Ordnung, in welcher die

Mitglieder folgen, ausgenommen bei dringenden Fällen, welche immer zuerst vorgetragen werden müssen.

XXIV.

Diejenigen Kranken, welche in den Versammlungsstunden erscheinen, werden, nachdem sie sich durch Vorzeigung ihres Armuths-Attests zur freien Medizin legitimirt haben, von den Praktikanten öffentlich examinirt, nach der Ordnung, in welcher die Mitglieder folgen. Der Examinator darf während des Examens von keinem andern unterbrochen werden.

XXV.

Nach dem Examen folgt die Deliberation. Hier wird zuerst der Name der Krankheit bestimmt und derselbe in die Tabelle eingetragen, sodann die wesentliche Beschaffenheit und Ursache aufgesucht, die Indikation zur Kur festgesetzt und die schicklichen Mittel ausgewählt. — Ueber alles dies hat der, welcher den Kranken examinirt hat, das erste Recht seine Meinung zu sagen, wobei er durch andere nicht unterbrochen werden darf. Erst, nachdem er geendigt, steht es jedem Mitgliede frei, auch sein Urtheil bekannt zu machen.

XXVI.

Das Recept verschreibt der, welcher examinirt hat, aber auch aufserdem können es mehrere zu ihrer Uebung thun. Bei schon dagewesenen Kranken geht das Receptschreiben nach der Reihe. Das verschriebene Recept wird immer mit dem Datum und dem Namen des Concipienten und des Kranken bezeichnet, laut vorgelesen, und von dem Direktor unterschrieben.

XXVII.

Alle Recepte werden gewöhnlich blos in der Stunde verschrieben. In dringenden Fällen können zwar in der öffentlichen, dazu bestimmten Apotheke Arzneien verordnet werden, doch muſs wo möglich zuvor mit dem Direktor oder einem der Assistenten über die zu verordnenden Mittel Rücksprache genommen werden, und sie nachher zur Unterschrift vorgelegt werden.

XXVIII.

Wenn ein Kranker stirbt, so verrichtet die Leichenöffnung der, welchem der Kranke gehörte, in Beiseyn des Directors oder eines Assistenten. Ist es nicht möglich daſs alle Mitglieder dabei seyn können, so geht es auch hier nach der Ordnung des Aufschreibens, so daſs die eine Hälfte der Gegenwärtigen aus praktizirenden Mitgliedern, die andere Hälfte aus Auskultanten besteht.

XXIX.

Bei sehr dürftigen Kranken, und wo die Kur durchaus eine bessere Nahrung erfodert, erhält der Kranke auf eine bestimmte Anzahl Tage eine Anweisung zu Fleischbrühe, welche von dem Distriktsdirektor unterschrieben, und aus dem Speisehause verabfolgt wird.

XXX.

Ist der Kranke ganz ohne Hülfe in seinem Hause, oder erfodert die Krankheit Hülfsmittel, welche in seinem Hause nicht angewandt werden konnen, so wird er in die Charité gebracht, wo ihn sein bisheriger Arzt, nebst den andern Mitgliedern, ferner besuchen, und die Kur ferner vom Klinikum aus geleitet werden kann.

XXXI.

Nach Endigung jeder Krankheit wird noch eine summarische Relation der ganzen Geschichte, des Ausganges, auch der Sektion von dem Arzte abgestattet.

XXXII.

Jeder Praktikant befleifsigt sich beim Verordnen der Arzneien, so weit es ohne Nachtheil des Kranken möglich ist, der Sparsamkeit, und hält seine Patienten dazu an, die Ueberreste von den nicht ganz verbrauchten und noch fernerhin tauglichen Arzneien sowohl, als Gläser und Büchsen, die nicht mehr gebraucht werden, in die klinische Apotheke zurückzusenden.

XXXIII.

Alle Sonnabende läfst jeder sein Krankenjournal bis Nachmittag 4 Uhr liegen, damit die Sekretairs die fehlenden Nachrichten in das Hauptbuch eintragen können. Wer dies versäumt, oder das Notiren seiner Bemerkungen über die ihm anvertrauten Kranken in seinem Journal vernachlässiget, wird in der nächsten Woche bei der Krankenvertheilung übergangen.

XXXIV.

Alle 3 Monate übernimmt jedes praktizirende Mitglied eine Krankheitsklasse zu einer allgemeinen Uebersicht und Berichtserstattung aus den Hauptbüchern und eignen Jonrnalen, was über diese Klasse in den letzten 3 Monaten in Absicht der Menge der Kranken, der Form und des Verlaufes der Krankheit, ihrer Ursachen, Behandlung und dem Succefs der Mittel beobachtet worden ist.

Gesetze für die auskultirenden Mitglieder.

XXXV.

Den Auskultanten wird zwar kein Kranker zur Behandlung übertragen. Allein sie nehmen in der Ordnung, wie sie die Reihe trifft, an den Arbeiten der klinischen Apotheke und an den Sektionen Antheil, und können, wenn sie wollen, sich auch den Sekretariatsgeschäften als Gehülfen unterziehn. Ingleichen steht es ihnen frei, einen Praktikanten bei seinen Krankenbesuchen zu begleiten, wenn ihrer nicht mehr als zwei sind und es nicht besondere Umstände verbieten.

Gesetze für die Sekretairs.

XXXVI.

Die eigentlichen Sekretariatsgeschäfte können nur von Praktikanten verwaltet werden, und Auskultanten dürfen blos als Gehülfen daran Theil nehmen. Keiner ist gezwungen ein solches Amt zu übernehmen, aber wer sich diesem unterzieht, erwirbt sich ein bleibendes Verdienst um das Institut.

XXXVII.

Alle Vierteljahre werden vier Sekretairs ernannt, welche das Eintragen der Krankengeschichten in die vier Hauptbücher besorgen. Jedem wird ein Buch übertragen, für welches er verantwortlich ist, und in welchem sein Nahme und die Zeit seines Sekretariats eingeschrieben wird.

XXXVIII.

Bei dem Eintragen der Krankengeschichten selbst, richten sich die Sekretairs nach dem dem Hauptbuche beigefügten Reglement. Taglich werden bei jeder Erscheinung eines Kranken in den Versammlungsstunden, sein Nahme, seine Krankheit und die verordneten Arzneien notirt, nach Bestimmung der Anfangsbuchstaben die jedes der vier Hauptbücher enthält. Alle Sonnabende Nachmittags von 3 — 4 Uhr versammeln sich die Sekretairs, um nochmals die Hauptbücher zu revidiren, und aus den vorhandenen Privatjournalen das Fehlende nachzutragen.. Ingleichen führen sie ein dreifaches Register bei jedem Buche; das eine für die Nahmen der Kranken, das andere für die Krankheiten, und das dritte für die hauptsächlichsten Mittel.

XXXIX.

Einer von den Sekretairs notirt an einem jeden Sonnabende die fehlenden Privatjournale und übergiebt das Verzeichnifs derselben am nächsten Montage dem Direktor.

XL.

Aufser den vier Sekretairs für die Hauptbücher, wird alle halbe Jahre einer ernannt, welcher die Tabellen besorgt. In die eine Tabelle wird der Nahme, das Gewerbe, das Alter, die Wohnung, die Krankheit, die Zeit der Aufnahme und des Abgangs, und der Arzt des Kranken eingetragen; in der andern aber wird die Vertheilung der Kranken und die übrigen Geschäfte unter die Mitglieder des Instituts notirt. Auch hiebei richtet sich der Sekretair jedesmahl nach der ihm besonders zu ertheilenden Vorschrift.

XLI.

Jeder Sekretair kann sich einen Gehülfen wählen mit welchem er sein Geschaft theilt. Doch müssen beide, zur Verhütung aller Unordnung, hierüber zuvor bestimmte Abrede genommen haben.

Gesetze die klinische Apotheke betreffend.

XLII.

Die Verwaltung der klinischen Apotheke führen jedesmal ein Aufseher derselben und zwei andere Mitglieder, nehmlich ein Praktikant und ein Auskultant.

XLIII.

Bei der Wahl eines Aufsehers der klinischen Apotheke wird blos auf Geschicklichkeit im pharmaceutischen Fache Rücksicht genommen. So lange einer diesem Geschäfte vorsteht, ist er von den halbjährigen Beiträgen befreit. Uebrigens richtet er sich nach den besondern Vorschriften, welche das Lokale der klinischen Apotheke betreffen.

XLIV.

Dem Aufseher liegt es ob, die Arbeiten in der klinischen Apotheke zu dirigiren, für die Ergänzung der Arzneien zu sorgen und die Aufsicht über den ganzen, dem klinischen Institute gehörigen Apparat an Instrumenten zu führen, für welchen er verantwortlich ist.

XLV.

Diejenigen praktizirenden Mitglieder und Auskul

tanten, welche thätigen Antheil an der Besorgung der Apotheke nehmen wollen, schreiben sich bei jeder halbjahrigen Eroffnung des Klinikums auf einen besondern Zettel. In der Ordnung, wie sie dann folgen, theilen sie sich so ein, dafs jedesmal ein Praktikant und ein Auskultant eine Woche hindurch die Apothekengeschafte besorgt. Auch dieses macht keine besondern Kosten.